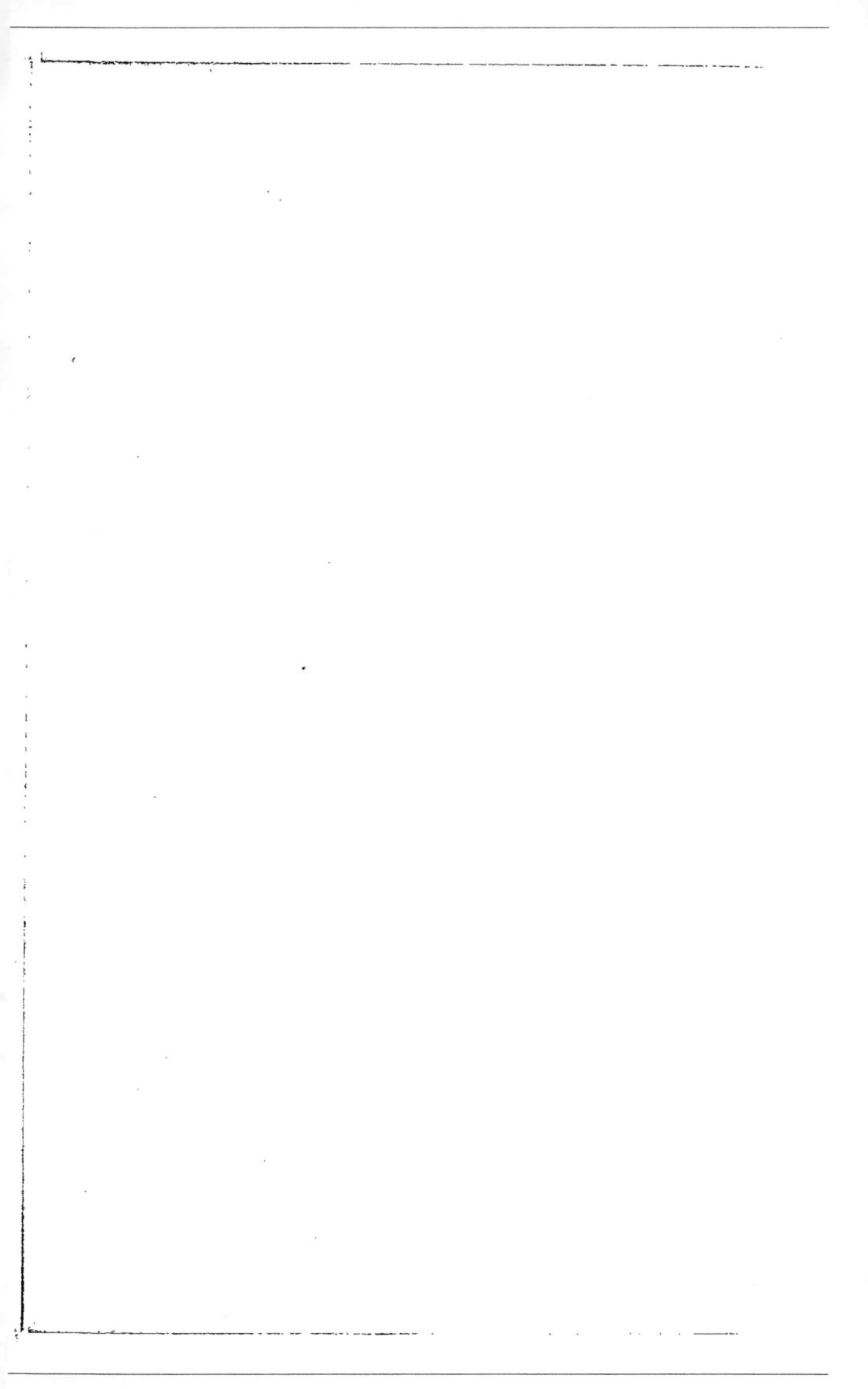

T 31
IC 3
A

# PRÉCEPTES D'HYGIÈNE

## A L'USAGE DES ENFANTS

qui fréquentent les écoles primaires,

## PAR M. ORFILA,

Officier de l'Ordre royal de la Légion-d'Honneur,
Membre du Conseil royal de l'instruction publique, Doyen de la Faculté
de Médecine de Paris,
Vice-Président du Comité central de l'instruction primaire, etc.

Adoptés par le Comité central de la ville de Paris, et par
le Comité supérieur du canton de Montfort-l'Amaury,
avec les additions du docteur DESCIEUX,
membre de ce comité.

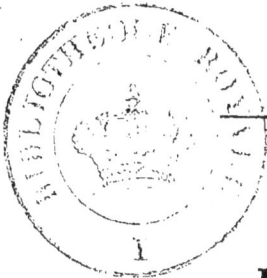

## PARIS.

LIBRAIRIE ÉLÉMENTAIRE DE E. DUCROCQ,

10, RUE HAUTEFEUILLE, AU PREMIER.

UNIVERSITÉ.

Académie de Paris.

FACULTÉ DE MÉDECINE.

Paris, le 24 septembre 1845.

Le doyen de la faculté de médecine de Paris,
A Monsieur le baron Le Peletier d'Aunay.


Monsieur le Baron,

J'ai reçu la lettre que vous m'avez fait l'honneur de m'écrire pour me soumettre les notes rédigées par M. le docteur Descieux, et que vous désirez faire ajouter à mon petit tableau d'hygiène. Ces notes parfaitement conçues rendront l'opuscule plus utile aux habitants des campagnes, et le but sera dès lors mieux atteint. J'ai rapporté à la rédaction de quelques parties des changements insignifiants dont M. Descieux pourra ne tenir aucun compte, s'il ne les juge pas nécessaires. Je suis heureux, Monsieur, que vous ayez bien voulu m'offrir l'occasion de faire quelque chose qui vous soit agréable.

Recevez, Monsieur le Baron, l'assurance de ma haute considération,

ORFILA.


*Les notes ajoutées par le docteur DESCIEUX, sont marquées par des guillemets.*

# PRÉCEPTES D'HYGIÈNE

## A L'USAGE DES ENFANTS

### qui fréquentent les écoles primaires,

## PAR M. ORFILA.

Adoptés par le Comité central de la ville de Paris.

Il importe de faire connaître de bonne heure aux élèves des écoles primaires une série de Préceptes hygiéniques dans le but de conserver leur santé, de les fortifier, de les préserver d'une foule de maladies, et de les prémunir contre des préjugés généralement reçus.

*Ces Préceptes hygiéniques se rapportent :*

1° Aux fluides qui nous entourent, tels que l'air, la chaleur, la lumière ;

2° Aux matières que l'on applique sur le corps, comme les vêtements, les bains ;

3° Aux aliments et aux boissons ;

4° Aux excrétions ;

5° A l'état de veille et de sommeil, et à divers

actes nécessaires à l'entretien de la vie, tels que l'exercice à pied, à cheval, etc.

6° Aux impressions morales.

## I. Fluides qui nous entourent.

1° L'air, la lumière et la chaleur sont indispensables à la conservation de la santé.

2° L'air doit être pur. Pour le rendre tel, il faut le renouveler souvent et rejeter au loin les matières animales et végétales en putréfaction. Ces précautions doivent être prises surtout dans les lieux de réunion publique et dans les chambres à coucher.

« La présence des fumiers près des portes « et fenêtres des maisons est une des causes

---

### QUESTIONNAIRE.

1° Quels sont, parmi les fluides qui nous entourent, ceux qui sont indispensables à la conservation de la santé ?

2° Que faut-il faire pour rendre pur l'air qu'on respire ?

« de l'altération de l'air, et, par suite, de mala-
« die. C'est la coutume, dans nos contrées, de
« les étendre sur toute la surface des cours.
« Il faut renoncer à cet usage nuisible à la
« santé, et amasser les fumiers en tas, loin des
« ouvertures par lesquelles l'air s'introduit
« dans les habitations : ils n'en seront que
« mieux préparés. »

3° L'air que l'on respire le soir après le coucher du soleil, dans les prairies humides et
dans les lieux marécageux, occasionne souvent des fièvres d'accès quelquefois fort dan-
gereuses.

4° La lumière agit sur nous comme stimu-
lant; elle colore la peau et active les fonctions:
aussi les enfants qui habitent dans les rues où
le soleil ne donne pas, et ceux qui logent au

---

3° Est-il dangereux de séjourner dans les prairies et
dans les lieux marécageux après le coucher du soleil ?

4° Comment agit sur nous la lumière ?

rez-de-chaussée de rues étroites où le soleil pénètre rarement, sont-ils faibles, blafards et sujets à des maladies scrofuleuses. Ils obvieront en partie aux inconvénients de pareilles habitations en se promenant, au milieu du jour, sur les places, les quais et autres endroits bien éclairés.

5° La chaleur de l'atmosphère varie sans cesse, et l'homme peut, à l'aide de certaines précautions, supporter des changements extrêmes de température.

6° Il faut éviter avec soin les variations subites de température, car elles occasionnent une foule de maladies. Ainsi, lorsqu'on a eu très chaud et que le corps est en sueur, on peut être attaqué de rhumes, de fluxions de

---

5° La chaleur de l'atmosphère est-elle toujours la même ?

6° Les variations subites de température peuvent-elles occasioner quelques maladies ?

poitrine, de maux de gorge; ces derniers re-
connaissent souvent pour cause le refroidissement des pieds; il ne faut donc jamais mar-
cher pieds nus. Souvent aussi on a des coliques
et la diarrhée pour s'être exposé à l'air froid
après les repas, surtout s'ils ont été copieux.

« Il faut aussi, lors des travaux des récoltes,
« éviter de prendre ses repas et de dormir dans
« des endroits humides et trop frais. »

### II. Matières que l'on applique sur le corps.

7° Les vêtements destinés à nous protéger
contre la chaleur, le froid et l'humidité, doivent
être proprement tenus et varier suivant le cli-
mat, l'âge, le sexe, etc.

8° En France il faut prendre de bonne heure
et quitter tard, et peu à peu, les vêtements

---

7° Est-il indifférent de faire usage de toute espèce de
vêtement dans les différentes saisons?

8° Quels sont les vêtements les plus convenables pour
l'hiver, surtout pour les enfants délicats?

d'hiver. Les chemises de coton sont préférables à celles de chanvre ou de lin. Les enfants faibles qui s'enrhument facilement doivent, autant que possible, porter des gilets de flanelle, même en été. Ceux qui sont disposés à avoir des coliques et la diarrhée couvriront leur ventre avec un morceau de flanelle.

9° Il y a du danger à porter les cravates trop serrées ; il en est de même pour les corsets qui compriment outre mesure la poitrine des jeunes filles. On doit éviter avec soin les chaussures trop étroites.

10° La peau offre à sa surface une matière grasse qui s'altère et gêne la transpiration. Ces deux circonstances deviennent la cause de maladies nombreuses.

--------

9° **Y** a-t-il des inconvénients à trop serrer certaines parties du corps ?

10° La peau offre-t-elle un enduit à sa surface ?

11° Les bains tièdes ou froids, suivant la saison, sont absolument nécessaires à l'entretien de la santé. Il est convenable de prendre un bain tiède par mois pendant l'hiver. Il ne faut jamais se baigner que trois ou quatre heures après le repas. Les bains trop chauds peuvent être très nuisibles et même déterminer la mort. Les bains froids doivent être de courte durée, si l'on ne nage pas.

12° Les parties exposées au contact de l'air, comme le visage, les mains, doivent être lavées chaque jour et même plusieurs fois, suivant les circonstances.

### III. Aliments et Boissons.

13° L'homme se nourrit d'un mélange de

---

11° Est-il nécessaire de prendre des bains, et peut-on indistinctement employer l'eau chaude, l'eau tiède ou l'eau froide?

12° Les parties exposées au contact de l'air doivent-elles être souvent lavées ?

13° Quelles sont les substances dont l'homme se nourrit ?

substances végétales et animales, et cela dans une proportion à peu près égale. Un régime exclusivement végétal ou animal est presque impossible à suivre et compromet bien la santé.

14° Les aliments doivent varier suivant les climats, les saisons, les âges, les sexes et l'état de santé des individus.

15° Le nombre des repas doit être réglé d'après les mêmes circonstances.

Il ne faut pas manger avant que la digestion du repas précédent ne soit complètement terminée, autrement on s'exposerait à avoir des indigestions.

On doit mettre au moins six heures d'intervalle entre les repas un peu copieux.

Il y a des inconvénients graves à trop manger.

16° Pour peu que l'on soit malade, il est bon

---

14° Les aliments doivent-ils varier suivant les climats, les saisons ?

15° Comment faut-il régler les repas ?

16° Doit-on manger lorsqu'on est malade ?

de diminuer la quantité des aliments et même de faire diète.

17° Si l'on est convalescent d'une maladie grave, il faut absolument ne manger que ce qui est prescrit par le médecin; plusieurs enfants sont morts en peu d'heures pour n'avoir pas suivi rigoureusement l'ordonnance et avoir mangé plus qu'ils ne devaient.

18° Il est utile, au printemps, de préférer les aliments maigres, de boire pendant les repas pour faciliter la digestion; les boissons les plus simples sont toujours les meilleures, et, à ce titre, l'eau mérite la préférence sur toutes les autres.

« Beaucoup de maladies chroniques et d'al-

---

17° Est-il dangereux de se nourrir outre mesure lorsqu'on est convalescent ?

18° Faut-il boire pendant les repas, et quelle est la meilleure boisson ?

« Quels sont les inconvénients d'une eau de mauvaise qualité ? A quel caractère peut-on la reconnaître ? »

« térations profondes de la constitution pro-
« viennent de la mauvaise qualité de l'eau
« qui sert à la préparation de nos aliments et
« qui est la base des boissons des habitants de
« la campagne. L'eau est mauvaise quand elle
« a une odeur et une saveur désagréables et
« qu'elle cuit mal les légumes secs, ou bien
« qu'elle ne dissout le savon qu'en produisant
« des grumeaux ; elle est toujours malsaine
« quand elle est prise dans des mares qui re-
« çoivent des égouts et des immondices. »

19° Le vin pur et les liqueurs doivent être
considérés comme des boissons fortes dont il
importe de restreindre l'usage. L'ivrognerie
occasionne des maux nombreux et peut même
être suivie de la mort. L'eau rougie remplace
sans inconvénient l'eau pure.

———

19° Peut-on boire du vin impunément ?

« Quelles causes peuvent altérer le cidre ? Quels sont
les inconvénients du cidre altéré ? »

« Le cidre, boisson ordinaire des travail-
« leurs ruraux, est une boisson saine si elle a
« été bien faite et bien conservée; mais si le
« cidre a été préparé avec des fruits pas mûrs
« ou pourris, s'il est conservé dans un ton-
« neau gâté ou mal bouché, s'il reste long-
« temps en vidange ou qu'il soit placé sous un
« hangar ou dans un bâtiment mal clos où la
« température n'est pas égale, ce cidre devient
« aigre et par suite malsain. De l'eau pure bien
« choisie serait préférable pour boisson ordi-
« naire. La plupart des maladies d'entrailles,
« si communes chez les moissonneurs, peu-
« vent être attribuées à l'usage de ce mauvais
« cidre. »

20° Il faut, autant que possible, éviter de
boire entre les repas.

21° L'usage des boissons très froides pendant

---

20° Faut-il boire entre les repas ?
21° Y a-t-il des inconvénients à prendre des boissons
froides pendant que l'on est en sueur ?

que l'on est en sueur peut déterminer des accidents graves, et même la mort.

22° Les limonades, et, en général, les boissons acides, prises peu de temps après le repas, occasionnent souvent des douleurs d'estomac et arrêtent la digestion.

### IV. Excrétions.

23° Dans l'état de santé, une ou deux selles ont ordinairement lieu chaque jour; tout obstacle apporté aux évacuations naturelles peut entraîner de grands inconvénients.

24° Il est dangereux de résister au besoin d'uriner. Plusieurs enfants ont été opérés de la pierre pour avoir négligé de satisfaire à ce besoin.

---

22° Est-il dangereux de boire des limonades ou d'autres liqueurs acides peu de temps après les repas ?

23° Combien, dans l'état de santé, y a-t-il de selles par jour ?

24° Est-il nuisible de résister au besoin d'uriner ?

« La même cause peut produire des réten-
« tions d'urine chez les adultes. »

25° Lorsqu'on est en sueur, il faut éviter de
se réfroidir ; on doit au contraire s'essuyer ra-
pidement et changer de chemise ou de gilet de
flanelle. Il importe que le nouveau linge soit
sec et légèrement chauffé.

### V. Veille, Sommeil, Actes nécessaires à l'entretien de la vie.

26° L'état de veille a une durée variable, suivant l'âge et le sexe ; il en est de même de la
durée du sommeil, qui doit être de neuf heures pour les enfants, et de sept pour les
adultes.

« Le sommeil de nuit répare mieux les for-
« ces. De là le danger des veillées prolongées,

---

25° Doit-on éviter de se refroidir pendant que l'on est
en sueur ?

26° La durée de la veille et du sommeil est-elle la
même dans tous les âges ?

« Quels sont les inconvénients des excès de veilles ? »

« surtout dans des bâtiments chauds. En pareil

« cas, la santé est compromise à la fois par l'ab-

« sence du sommeil en temps convenable et

« par le refroidissement qui suit le passage d'un

« lieu trop chaud dans un air froid. »

27° Pendant l'état de veille, le corps accomplit une foule d'actes désignés sous le titre général d'exercice ou de travail.

28° Le sommeil est indispensable à la vie, et l'on ne peut, sans danger, prolonger l'état de veille au delà des limites indiquées par l'âge et la constitution des individus.

29° Les lits trop doux sont insalubres.

30° Il est dangereux d'élever des animaux

---

27° Le corps accomplit-il pendant la veille certains actes nécessaires à l'entretien de la santé ?

28° Le sommeil est-il indispensable à la vie ?

29° Est-il préférable d'être couché sur des lits durs ?

30° Peut-on sans danger laisser dans les chambres à coucher des animaux, des fleurs, du linge humide, des brasiers ardents ?

« Quelles conditions une chambre à coucher doit réunir pour être salubre ? »

dans les chambres à coucher, d'y faire sécher du linge, de s'y chauffer avec des brasiers et d'y conserver des fleurs.

« L'air des chambres à coucher peut encore « être vicié, parce que les chambres n'ont pas « d'ouvertures suffisantes, et que l'on néglige « de les aérer pendant le jour. Quand plusieurs « personnes couchent dans la même chambre, « il faut qu'elle soit assez grande et tenue pro- « prement. »

31° L'exercice est nécessaire à l'entretien de la santé; il fortifie les organes et rend leur action plus parfaite.

32° Il faut proportionner le travail à l'âge et au sexe de l'individu, car tout excès en ce genre fatigue promptement les organes et occasionne de nombreuses maladies.

———

31° L'exercice est-il nécessaire à la santé?

32° Y a-t-il des inconvénients à se livrer à un travail trop assidu sans prendre de repos?

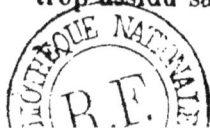

33° Le travail ne doit pas être continu ; il faut qu'il y ait du temps de repos , afin de ménager les forces et de réparer les pertes que fait le corps.

L'exercice en voiture , à cheval , le balancement , la navigation , la gymnastique et même la marche, exercent une influence très favorable à la santé.

### VI. Impressions morales.

34° Les accès de colère peuvent être suivis d'accidents graves, et même de la mort ; ils sont surtout dangereux après le repas.

35° On doit éviter avec soin de faire peur aux enfants , en leur racontant des faits réels ou

---

33° Quels sont les genres d'exercice qui influent d'une manière favorable sur la santé ?

34° Les accès de colère peuvent-ils occasioner des accidents ?

35° Y a-t-il quelque danger à faire peur aux enfants, surtout après les repas ou au moment de se coucher ?

imaginaires ; c'est principalement au moment
de se coucher, et après les repas, que de pa-
reils récits peuvent êtres suivis de troubles ner-
veux momentanés , et occasioner parfois des
maladies persistantes, telles que le bégaiement,
le somnambulisme, etc.

**VII.** [1] **Premiers soins à donner dans le cas d'empoisonnement.**

36° Quand une personne est prise tout à coup
d'un malaise subit, de douleurs d'estomac, de
coliques suivies de vomissements, de défail -
lances, etc., l'on peut soupçonner qu'il y a
empoisonnement, et l'on doit en chercher la
cause. En attendant qu'elle soit connue, il convient, dans tous les cas, de provoquer de suite
l'expulsion du poison en faisant vomir ; l'on y
parvient en donnant à boire de l'eau tiède coup
sur coup et en irritant la luette avec les barbes

[1] Le chapitre VII et les suivants sont du Dr Descieux.

d'une plume jusqu'à ce que l'eau vomie revienne claire.

Si, par suite des renseignements que l'on a obtenus, l'on acquiert la certitude que le poison est du vert-de-gris, au lieu d'eau pure tiède, l'on donne à boire de l'eau dans laquelle l'on a délayé quatre blancs d'œufs pour un litre d'eau.

### VIII. Premiers soins à donner aux asphyxiés.

Il y a asphyxie toutes les fois que, par une cause quelconque, l'air ne pénètre plus dans les poumons, ou que l'air est altéré dans sa composition. Les pendus et les noyés sont asphyxiés ; il en est de même des personnes qui respirent un air trop chargé de vapeurs de charbon et de braise ; mais, dans tous les cas, on doit s'empresser de faire cesser la cause ; ainsi, il faut immédiatement couper la corde qui cause la strangulation, sans croire que l'on est obligé pour cela d'attendre la présence d'un agent de l'autorité. La peur mal fondée de se compromettre peut causer la mort d'un individu qu'il était peut-être possible de sauver.

On ne saurait trop tôt retirer de l'eau un noyé, et faire sortir un asphyxié de l'air vicié. Ces précautions prises, tous les soins doivent être dirigés de manière à provoquer l'entrée de l'air dans les poumons. Ainsi, l'on déshabille le malade, on le couche la tête élevée, l'on frictionne tout le corps avec une brosse molle ou une laine imbibée d'eau spiritueuse, de l'eau de cologne ou de l'eau-de-vie ; la poitrine doit être particulièrement frictionnée ; s'il existe encore quelques mouvements de respiration, l'on en profite pour faire respirer des odeurs fortes. En attendant l'arrivée du médecin, l'on peut encore donner des lavements d'eau salée.

Il est dangereux de pendre les noyés par les pieds, comme il est d'usage dans nos campagnes. Pour l'asphyxie par la vapeur du charbon, il est utile, en outre des soins indiqués,

de laver la figure et la tête avec de l'eau froide
et du vinaigre.

### IX. Premiers soins à donner aux plaies et blessures.

Les morsures d'animaux enragés sont dan-
gereuses, parce que les chairs vives absorbent
leur bave ou salive qui contient le virus ; afin
de prévenir le développement de la rage et em-
pêcher son passage dans le sang, il faut faire
ses efforts pour enlever tout le virus ou le venin
qui peut se trouver dans la plaie. On remplit
cette double indication :

1° En lavant la plaie avec de l'eau et en fa-
vorisant l'écoulement du sang par des pressions
convenables ;

2° En cautérisant profondément cette plaie
avec un fer rouge ou avec un caustique qu'il
faut choisir de préférence liquide (alcali volatil
ou beurre d'antimoine) ;

3° En exerçant une compression avec une li-
gature fortement serrée au-dessus de la mor-

sure : on ne peut avoir recours à ce moyen que pour les morsures aux membres.

Ce traitement convient également pour les morsures de tous les animaux venineux.

Les différents traitements populaires, ou remèdes secrets, contre la rage, sont insuffisants pour prévenir cette maladie.

Les coupures, les piqûres, les contusions et les écorchures se guérissent promptement, si l'on prévient l'inflammation par le repos de la partie malade et l'application renouvelée de linge trempé dans de l'eau froide. Quand, au contraire, et comme il est trop ordinaire, on continue à faire de l'exercice, et que l'on applique sur ces plaies des onguents ou autres substances coûteuses, elles s'enflamment, suppurent, et il se forme des ulcères ou des dépôts dont la guérison devient longue et difficile.

### X. Premiers soins à donner aux brûlures.

Ces soins consistent à soustraire la partie

brûlée au contact de l'air et à diminuer la chaleur de la partie malade. Après avoir vidé les ampoules par une piqûre, on couvre les parties malades avec une couche d'amidon, de quatre à six centimètres d'épaisseur, et l'on applique par-dessus une couche épaisse de coton cardé. Les parties voisines devront être continuellement bassinées avec de l'eau fraîche.

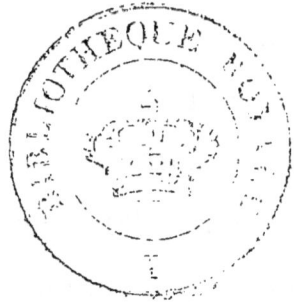

FIN.

SAINT-DENIS.—IMPRIMERIE DE PREVOT ET DROUARD.

www.ingramcontent.com/pod-product-compliance
Lightning Source LLC
Chambersburg PA
CBHW060457200326
41520CB00017B/4820